*„Sport has the power
to change the world.“*

Nelson Mandela

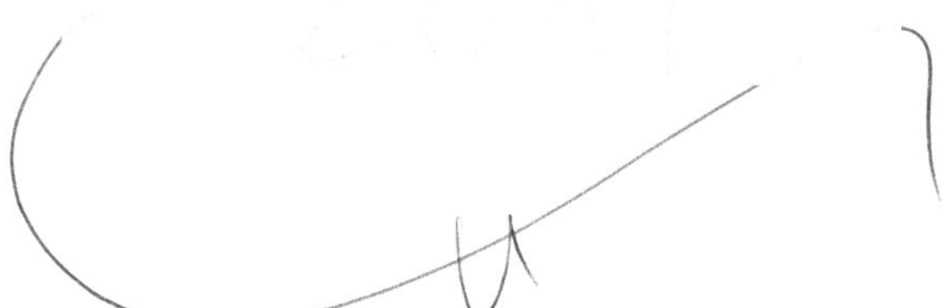

Über den Autor:

Philipp Homer Graff, geboren 1981 bei Luxemburg, geht seit über 15 Jahren der Frage nach, was besonders gesunde und langlebige Menschen auszeichnet. Stets hält er sich mit aktuellen Studien in international anerkannten, wissenschaftlichen Fachzeitschriften zum Thema Gesundheit und Langlebigkeit auf dem Laufenden. Die so gewonnenen Erkenntnisse nutzt er für seine Bücher. Der diplomierte Wirtschaftswissenschaftler arbeitete bereits im Management eines internationalen Lebensmittelkonzerns. In seinem Studium beschäftigte er sich u.a. mit Gesundheitsökonomie. Er ist Unternehmer, Berater/Coach und Autodidakt.

Philipp Homer Graff

POWER FOODS FOR CHAMPIONS

Wie Sportler ihre Leistungsgrenzen mit **Pflanzen** sprengen können.

Wissenschaftliche FAKTEN

IMPRESSUM

Kontakt: info@moretimeonearth.com

Inhalt

„Um das zu bekommen,
was wir nie hatten,
müssen wir tun,
was wir nie getan haben."

Anonymus

Einführung

Was ist der Unterschied zwischen einer Gold- und Silbermedaille? Der Leistungsunterschied besteht meist in einem Bruchteil eines Prozents. Daher greifen viele Sportler gerne auf leistungssteigernde Mittel zurück. Doch auch legale Medikamente und Nahrungsergänzungsmittel haben zahlreiche unerwünschte Risiken und Nebenwirkungen, welche die Gesundheit von Athleten massiv schädigen können. Aber warum gehen so viele Leistungs- und auch Hobbysportler diese Risiken ein, wenn doch natürliche Lebensmittel ohne jedes gesundheitliche Risiko und sogar mit massenweise positiven Nebenwirkungen (u.a. Schutz vor Krankheiten) die meisten Medikamente und Nahrungsergänzungsmittel in den Schatten stellen. Und um das Ganze noch zu toppen: Günstiger sind diese naturbelassenen Nahrungsmittel zur Leistungsoptimierung sowieso.

Viele Sportler sind der Meinung, dass speziell entworfene Nahrungsergänzungsmittel essentiell für eine optimale Sporternährung sind. Diese Meinung basiert jedoch meist auf Werbeaussagen von Nahrungsergänzungsmittelherstellern (oder subjektiven Einzelstudien der Anbieter) und nicht auf Fakten basierend auf einem breiten wissenschaftlichen Konsens. Untersuchungen zeigen, dass vollwertige Lebensmittel mit ihrem breiten Spektrum an Nährstoffen und sekundären Pflanzenstoffen konzentrierte oder isolierte Wirkstoffe regelmäßig in Bezug auf eine Leistungssteigerung und die Gesundheit übertreffen.

Nährstoffmängel und schlechte Essgewohnheiten können die Leistungsfähigkeit beeinträchtigen. Daher gehen wir, bevor wir zu den leistungssteigernden und Regenerationszeit beschleunigenden Nahrungsmitteln gelangen, zunächst auf die Ernährungsgrundlagen ein, welche jeder ambitionierte Athlet, ob auf professioneller Ebene oder als Hobbysportler, einhalten sollte, um langfristig ein optimales Fitnessniveau beibehalten zu können und seine Gesundheit nicht unnötigen Risiken auszusetzen.

Als Sportler verbrennen Sie Kalorien, um Leistung zu erbringen, und müssen somit zusätzliche Energie aufnehmen. D.h. die Energie, welche verbraucht wird, muss in gleicher Höhe wieder kompensiert werden, um ein gleichbleibendes Körpergewicht zu halten. Wer weniger Kalorien zu sich nimmt, als er für intensives Training verbraucht, riskiert einen Verlust an Knochendichte und Muskelmasse, und Frauen haben zusätzlich ein Risiko Menstruationsstörungen zu bekommen.[1] Die ideale Sportlerdiät bietet eine Ernährung auf Pflanzenbasis, da sie kohlenhydratreich und fettarm ist.[2] Die besten Kalorien kommen von kohlenhydratreichen Lebensmitteln mit wenig Fett und angemessenem Proteingehalt.[1] Darüber hinaus schützt uns pflanzliche Nahrung mit ihrem hohen Gehalt an Vitaminen, Mineralstoffen und Antioxidantien vor den Folgen hoher Trainingsbelastung (u.a. freie Radika-

le) und garantiert eine perfekte Energieversorgung unserer Muskeln.
Fangen wir mit dem wichtigsten Baustein der Sporternährung an: **Kohlenhydrate**

Kohlenhydrate werden schwerpunktmäßig in den Muskeln und der Leber gespeichert. Zahlreiche Studien zeigen, dass Kohlenhydrate die Leistungsfähigkeit und Ausdauer ankurbeln.[3] Kohlenhydrate sind die Hauptenergiequelle, welche bei intensiven Trainingseinheiten zum Einsatz kommt. Die konkreten Empfehlungen reichen für Leistungssportler von 6 bis 10 g pro kg Körpergewicht.[1] Das entspricht im Übrigen auch den Werten für Nicht-Leistungssportler, welche mindestens 55 % ihrer Kalorien aus Kohlenhydraten bekommen sollten. Die gesündesten Quellen sind dabei Vollkornprodukte, Gemüse und natürlich Obst. Eine kohlenhydratreiche Ernährung sichert eine optimale Speicherung von Kohlenhydraten im Körper, welche den Körper beim Sport mit Energie versorgen und die Leistung sowohl bei Ausdauer-[4] als auch Kraftsportlern[5] auf einem konstant hohen Niveau halten.

Das Optimum stellen komplexe Kohlenhydrate dar, welche lange Energie zur Verfügung stellen. Dazu gehören u.a. Vollkornprodukte im Bereich Nudeln, Brote oder Reis. Sie liefern gleichzeitig Ballaststoffe, Vitamine und Mineralien. Völlig anders verhält es sich mit einfachen Kohlenhydraten bzw. einfachen Zuckern, wie man sie in Süßigkeiten, Marmelade oder Softdrinks findet. Sie bringen nur leere Kalorien ohne jeden gesundheitlichen Nutzen für den Sportler.

Baustein Nr. 2: **Eiweiß/Proteine**

Im Vergleich zu Kohlenhydraten bietet Eiweiß nur wenig Energiereserven.[6] Die wichtigste Funktion von Eiweiß bzw. Proteinen ist der Erhalt, Aufbau und die Reparatur von Körpergewebe, und damit natürlich auch Muskelgewebe. Eine bunte Mischung aus Getreide, Hülsenfrüchten und Gemüse versorgt uns mit allen essentiellen Aminosäuren. Pflanzliche Eiweiße sind tierischen vorzuziehen, da sie Ballaststoffe enthalten, welche u.a. Blutzuckerwerte ausgleichen und die Verdauung in Schwung bringen. Da Fleisch keine Ballaststoffe enthält, fühlt man sich schnell träge, da Verstopfungen die Folge sind. Tierisches Protein ist daher eine suboptimale Quelle für gesunde Proteine. Für hochaktive Sportler werden Eiweißmengen von 1,2 bis 1,7 g pro kg Körpergewicht pro Tag empfohlen[1], für alle anderen reicht 0,8 g.[7]

Wer zusätzlich Protein aufnehmen möchte, ist mit Tofu, Seitan oder Tempeh gut beraten. Konzentrierte Proteinquellen sind auch bei Sportlern nicht notwendig (siehe Proteinbedarf oben). Hülsenfrüchte, wie Kichererbsen, schwarze Bohnen oder Kidneybohnen, sind hervorragende Eiweißlieferanten und schädigen nicht, wie konzentrierte Proteine, die Funktion der Nieren. Zuviel Protein ist nicht nur für die Nieren gefährlich, auch der Körperfettanteil kann steigen, Kalzium wird abgebaut und das Risiko einer Dehydrierung steigt. Nicht selten führt eine Fokussierung auf eine Proteineinnahme zu einer Minderaufnahme von Kohlenhydraten, welche die wichtigste

Energiequelle während sportlicher Belastungen aller Art darstellen.

Thema **Fett**

Fettreiche Diäten werden für Leistungssportler nicht empfohlen. Auf tierische Fette sollte man allein wegen dem hohen Gehalt an gesättigten Fettsäuren verzichten. Nüsse und Samen liefern genügend gesunde Fette.

Lebensmittel mit optimaler Energiebilanz stehen im Fokus jedes ambitionierten Sportlers. Unter optimaler Energiebilanz sind Lebensmittel zu verstehen, die beim Verzehr möglichst wenig Energie zur Verwertung verbrauchen, um dem Körper ihre Energie zur Verfügung zu stellen. Denn Nahrung, welche mit viel Aufwand (Energie) verdaut werden muss, macht schlapp und müde und so können keine Top-Leistungen erbracht werden. Die Gewinner unter den Lebensmitteln sind hierbei eindeutig frisches Obst und Gemüse. Hierauf folgen Pseudogetreide, wie Quinoa oder Buchweizen, welche sehr leicht verdauliche, hochwertige Kohlenhydrate in genialer Komposition mit Eiweißen liefern.

Ohne **Flüssigkeitszufuhr** keine Höchstleistungen

Mit körperlicher Anstrengung steigt der Bedarf an Flüssigkeitszufuhr. Eine optimale Versorgung mit Flüssigkeit ist entscheidend, um Verletzungen vorzubeugen und Spitzenleistungen zu erzielen. Bei unzureichender Hydrierung bzw. Dehydrierung (bedeutet: Verlust von 1 % oder gar mehr an Körpergewicht auf Grund von Flüssigkeitsverlust) treten Symptome, wie Müdigkeit, Kopfschmerzen oder auch dunkel gefärbter Urin mit starkem Geruch auf. In schlimmeren Fällen kommt es u.a. zu Hitzeschlag,[8] neuromuskulärer Erschöpfung,[9] und Krämpfen. Diese Folgen und Symptome können einfach vermieden werden, indem man mindestens 8 mal pro Tag etwa 250 ml Wasser trinkt. Als Faustregal kann man Folgendes beim Sport festhalten, um eine optimale Flüssigkeitsversorgung zu gewährleisten:[10]

-2 Stunden vor dem Sport: etwa 500 ml Flüssigkeit trinken

-während des Sports: alle 15 bis 20 min etwa 150 bis 350 ml Flüssigkeit

-nach dem Sport: etwa 500 bis 700 ml Flüssigkeit pro halbes Kilogramm Verlust an Körpergewicht. Am besten man wiegt sich vor und nach jeder sportlichen Betätigung und kennt so seinen genauen Flüssigkeistverlust. Ein klarer Urin ist ein gutes Zeichen, dass man ausreichend hydriert ist.

Das wahrscheinlich beste Getränk für Aktivitäten mit einer Belastungsdauer bis zu einer Stunde ist natürliches Wasser. Dauert die Belastung länger als 60 bis 90 min können sowohl während, als auch nach dem Sport, Sportgetränke, welche Kohlenhydrate oder Elektrolyte enthalten, hilfreich sein.[11]

Top Athleten „powered by plants“

Immer mehr Weltklassesportler entscheiden sich aus Gründen der Leistungsoptimierung und der Gesundheit zu Liebe für eine hauptsächlich pflanzenbasierte Ernährung:

Dirk Nowitzki (Weltklasse-Basketballspieler, NBA)
Venus Williams (Weltklasse-Tennisspielerin)
Timo Hildebrand (Profifußballspieler)
Carl Lewis (Leichtathlet des Jahrhunderts)
Patrick Baboumian (Stärkster Mann Deutschlands)
Brendan Brazier (Ironman Triathlet)
Scott Jurek (Ultraläufer)
Aaron Simpson (Weltklasse-Kampfsportler, UFC)
David Carter (American Football Spieler)
Mike Tyson (Boxlegende)

Dies ist nur eine kleine Auswahl, denn jeden Tag kommen neue Leistungssportler hinzu.

Wissenschaftliche Quellen:

1. Position of the American Dietetic Association, Dietitians of Canada, and the American College of Sports Medicine: Nutrition and athletic performance. **Journal of the American Dietetic Association** 2009;109:509-527, Rodriguez NR, Dimarco NM, Langley S

2. Vegetarian dietary practices and endurance performance. The **American Journal of Clinical Nutrition** 1988;48(3suppl):754-761, Nieman DC

3. Guidelines for daily carbohydrate intake: do athletes achieve them? **Sports Medicine** 2001;31:267-299, Burke LM, Cox GR, Culmmings NK, Desbrow B

4. Nutritional needs of elite endurance athletes. Part I: carbohydrate and fluid requirements. **European Journal of Sports Science** 2005;5:3-14, Tarnopolsky MA, Gibala M, Jeukendrup AE, et al.

5. Carbohydrate supplementation and resistance training. **The Journal of Strength & Conditioning Research** 2003;17:187-196, Haff GG, Lehmkuhl MJ, McCoy LB, Stone MH

6. Carbohydrate Metabolism and exercise. In: Wolinsky I, Hickson JF, eds. **Nutrition in Exercise and Sport**. 3rd ed. London: CRC Press; 1998, Liebman M, Wilkinson JG

7. **Food and Nutrition Board, Institute of Medicine**: Dietary Reference Intakes for Energy, Carbohydrate, Fiber, Fat, Fatty Acids, Cholesterol, Protein, and Amino Acids (Macronutrients). Washington, DC: National Academy Press; 2005

8. Water: an essential but overlooked nutrient. **Journal of the American Dietetic Association** 1999;99:200-206, Kleiner SM

9. Effect of fluid ingestion on neuromuscular function during prolonged cycling exercise. **British Journal of Sports Medicine** 2005;39:e17, Vallier JM, Grego F, Basset F, Lepers R, Bernard T, Brisswalter J

10. American College of Sports Medicine position stand. Exercise and fluid replacement. **Medicine & Science in Sports & Exercise** 2007;39:377, Sawka MN, Burke LM, Eichner ER, et al.

11. Nutrient beverages for exercise and sport. In: Wolinsky I, Hickson JF, eds. **Nutrition in Exercise and Sport.** 3rd ed. London: CRC Press; 1998, Puhl SM, Buskirk ER

„Ich habe in meiner Karriere mehr als 9000 Würfe verfehlt. Ich habe beinahe 300 Spiele verloren. 26-mal wurde mir der spielentscheidende Wurf anvertraut und ich habe nicht getroffen. Ich bin immer und immer wieder in meinem Leben gescheitert. Und das ist der Grund, warum ich Erfolg habe."

Michael Jordan

Leistungssteigerung
– vor dem Sport

Rote Beete
- effektives, natürliches Doping

Sportliche Höchstleistungen basieren auf durchtrainierten Muskeln und einer optimalen Versorgung derselben mit Sauerstoff. Im Durchschnitt bleibt die Energie, die wir aus dem Sauerstoff ziehen können, stets die gleiche. Davon bin ich zumindest bis heute ausgegangen. Das war ein Fehler, denn ich kannte noch nicht die unglaublichen Kräfte, welche Rote Beete freisetzen können.

Einige Untersuchungen an Leistungssportlern zeigen überragende Ergebnisse. So konnten Rennradfahrer ihre Ergebnisse auf einer 16 km Strecke im Durchschnitt um 45 Sekunden verbessern, nachdem sie Rote Beete Saft getrunken hatten. Bei einem Intensivtraining wird der Vorteil durch Rote Beete noch deutlicher. Hier waren die Radfahrer in der Lage ihre Zeit bis zur Erschöpfung um ganze 1 min 32 sek zu verlängern. Die Radfahrer verbrauchten 19% weniger Sauerstoff und zeigten eine eindeutig bessere Ausdauer mit dem Saft der Roten Beete, d.h. der Saft macht die Energieerzeugung im Körper deutlich effizienter. Kein einziges Medikament (legal oder illegal) oder Nahrungsergänzungsmittel kann da auch nur entfernt mithalten.[1]

Jeder Profisportler und alle Hobbysportler (der geheime Vorteil im Tennismatch oder beim Fußballturnier) wird jetzt berechtigterweise wissen wollen, wie die richtige "Dosierung" funktioniert, um die maximale Leistung zu erreichen. Ca. 3 Rote Beete[2] oder 120 ml Rote Beete Saft stellen die ideale Menge dar. Der optimale Zeitpunkt liegt zwischen 2 bis 3 Stunden vor dem Wettkampfbeginn.[3]

Neben dem leistungssteigernden Potential im Sport hilft Rote Beete auch effektiv gegen Bluthochdruck. Im Schnitt kann der Blutdruck um 8 Punkte mit ca. 240 ml Rote Beete Saft pro Tag gesenkt werden, mit besseren Ergebnissen bei regelmäßiger Einnahme.[4] Wer Bluthochdruckmedikamente einnimmt, sollte unbedingt mit seinem Arzt Rücksprache halten. Die Wirkung der Roten Beete ist nicht zu unterschätzen. Den Hauptvorteil einer pflanzlichen Lösung gegenüber Medikamenten stellt die Freiheit von unangenehmen Nebenwirkungen dar, ganz zu schweigen von den minimierten Kosten für unser Gesundheitssystem.

Ein positiver Nebeneffekt von Roten Beeten: Nicht nur die Muskeln werden besser mit Sauerstoff versorgt, sondern auch das Gehirn, was das Fortschreiten von Demenz bei älteren Menschen deutlich verlangsamt. Mit dem Alter verschlechtert sich die Versorgung von bestimmten Regionen des Gehirns mit Blut und führt zu einer Abnahme des Wahrnehmungsvermögens und sogar Demenz. Der Konsum von Rote Beete Saft kann die Versorgung kritischer Hirnregionen mit Blut und Sauerstoff verbessern.[5]

Bockshornklee und Krafttraining

Was rote Beete (oder z.B. auch Rucola) für Ausdauersportler ist, bietet Bockshornklee für das Krafttraining. Bockshornklee hat einen enorm positiven Einfluss auf die Kraftentwicklung im Unterkörper und Oberkörper. Bei einem Versuch schafften Teilnehmer, welchen vorab Bockshornklee in Pulverform (500 mg) verabreicht wurde, 40 kg extra in der Beinpresse.[6] Die Studie wurde nach höchsten Standards, u.a. Doppelblindversuch, durchgeführt und dabei wurden keine klinisch nachweisbaren Nebenwirkungen festgestellt.

Nicht nur die Muskelstärke wird verbessert, auch im Kampf gegen Krebszellen scheint Bockshornklee ein vielversprechendes Potential zu haben. Prostatakrebszellen und weitere Krebszellen konnten mit Bockshornklee effektiv bekämpft werden. Im Gegensatz zu herkömmlichen Krebsmedikamenten wurden gesunde Zellen genialerweise verschont.[7] D.h. man kann stärkere Muskeln nicht nur nebenwirkungsfrei erzielen, was ja schon mal was Bemerkenswertes ist, sondern schützt sich ganz nebenbei vor Krebszellen. Die Wirkung war schon dem bekannten Heilpraktiker Kneipp bekannt: „Bockshornklee ist das Beste von allen mir bekannten Heilmitteln zum Auflösen von Geschwülsten und Geschwüren."

Gemahlener Bockshornklee ist ein interessant schmeckendes Gewürz (würzig-salzig, markant bitter). In echtem Currypulver ist der Klee ein fester Bestandteil. Besonders gut passt er zu vegetarischen Gerichten, wie Linsen, Spinat oder Kartoffeln. In asiatischen und afrikanischen Broten ist er eine gerne verwendete Zutat. Zahlreiche indische Gerichte verwenden standardmäßig Bockshornklee.

Wer den Geschmack von Bockshornklee-Gewürzen gar nicht mag, kann sich ja das Gewürz kaufen und selbst in Leerkapseln füllen. Im Vergleich zu fertig abgefüllten Nahrungsergänzungen, weiß man so mit Sicherheit, was drin ist und günstiger ist die Eigenabfüllung natürlich auch.

Pfefferminzpower

Minze, vermutlich eine der am weitesten verbreiteten Kräuter, wirkt bekannterweise schmerzlindernd, krampflösend und antioxidativ. Doch Minze kann noch mehr: Sie kann Sportleistungen verbessern. Ein halber Liter Wasser mit 0,05 ml Pfefferminzöl angereichert kann zu Leistungssteigerungen über 20% führen.[8] Dabei konsumierten die Teilnehmer einen halben Liter täglich 10 Tage lang, um diese Ergebnisse zu erhalten.

Alternativ ist eine frischer schmeckende Variante als Minzwasser möglich: Einfach über Nacht ein paar Pfefferminzblätter in einen halben Liter Wasser in den Kühlschrank stellen. Oder noch gesünder: Einige Pfefferminzblätter mit Wasser im Mixer pürieren und man hat gleichzeitig ein wenig „Grün" gegessen.

Bei einigen Sportlern wirkt allein der Geruch von Pfefferminze motivierend. D.h. wer Pfefferminze nicht trinken mag, kann auch die Inhalation des Minzöls mal ausprobieren.

Das beste Obst gegen Muskelkater

Muskelkater entsteht in den Tagen nach einer extremen körperlichen Anstrengung. Die Schmerzen sind auf Entzündungen, hervorgerufen durch kleine Mikrorisse in den Muskeln, zurückzuführen.

Für eine Studie wurden die Bizeps der Teilnehmer bewußt überlastet. Dazu mussten sie extreme Gewichte immer wieder anheben. Am nächsten Tag litten alle Probanten unter ernsten Schmerzen und unter einem Verlust an Kraft in ihren Armen um 22 %. Nun wurde einer Gruppe 355 ml Kirschsaft zweimal täglich verabreicht (4 Tage vor der Trainingsbelastung wurde damit begonnen). Diese Gruppe hatte nach der Überlastung deutlich weniger Schmerzen und hatte am Folgetag nur einen Kraftverlust von gerade einmal 4 %.[9]

Bei Marathonläufern konnte die Erholungsphase durch Kirschsaft erheblich verkürzt werden und die Muskelschmerzen der Läufer waren eindeutig geringer als bei einer Kontrollgruppe ohne Kirschen.[10] Die Erholungsphase effektiv zu beschleunigen ist mit Sicherheit eines der wichtigsten Ziele von Trainern.

Bei diesen Studien wurde Kirschsaft genommen, da man einer Kontrollgruppe ein Getränk mit lediglich

Kirschgeschmack verabreichen kann. Vermutlich sind frische Kirschen mindestens genau so effektiv wie der Saft und sind wegen der enthaltenen Ballaststoffe auch noch gesünder.

Beeindruckend ist auch die Wirkung von Blaubeeren zum Schutz vor Muskelkater. 250 g Blaubeeren regelmäßig (jeden Tag) zu konsumieren und zusätzlich 1 bis 2,5 h vor extremem Sport 375 g der Beeren zu genießen, reduziert den oxidativen Stress, die Entzündungen und stärkt das Immunsystem.[11]

Schon 500 ml gemixter Wassermelonen vor strapaziösem Training verringern Entzündungen und damit den Muskelkater.[12] Das Optimale an den Melonen ist auch die gleichzeitige Zufuhr von Flüssigkeit vor dem Training.

Mit einfachen und leckeren Kirschen, Beeren und Wassermelonen kann man Ergebnisse realisieren, welche sonst nur mit Medikamenten mit nicht unerheblichen Risiken und Nebenwirkungen erreichbar wären. Und wie sich zeigt muss man nicht jeden Tag das Gleiche essen, sondern kann mit verschiedenen Obstsorten ähnliche Resultate erzielen.

Musik als legales Doping

Während der Aufwärmphase vor kurzzeitigen, hochintensiven körperlichen Anstrengungen Musik zu hören, verbessert die sportlichen Ergebnisse eindeutig.[13] 10 min lang beim Aufwärmen Musik mit sehr schnellem Tempo (>120 bis 140 bpm (Schlägen pro Minute)) per Kopfhörer zu hören, wirkt leistungssteigernd und das sowohl in Bezug auf die Spitzenleistung (p peak) als auch auf die Durchschnittsleistung (p mean).[13] Das Tolle ist: Das Ganze ist auch im Spitzensport völlig legal und mit Sicherheit absolut frei von Nebenwirkungen.

Musik, wie den meisten bekannt sein dürfte, ist ganz nebenbei auch im alltäglichen Training eine gute Motivationsquelle. Hierbei ist der Text, gerne als wiederholende Affirmation („We are the champions..." und ähnliche positive Lieder), bei vielen Sportlern wirkungsvoller als eine hohe Taktfrequenz, wie bei leistungssteigernder Musik kurz vor dem Wettkampf.

Mehr zum Thema Sport und Musik finden Sie im Kapitel Leistungsmotivation: Motivation über die Ohren.

Wissenschaftliche Quellen zu Leistungssteigerung:

1. Dietary nitrate supplementation reduces the O2 cost of low-intensity exercise and enhances tolerance to high-intensity exercise in humans. **Journal of Applied Physiology** 2009;107(4):1144-1155, Bailey S., Winyard P., Vanhatalo A., Blackwell J., et al.
2. Vascular effects of dietary nitrate (as found in green leafy vegetables and beetroot) via the nitrate-nitrite-nitric oxide pathway. **British Journal of Clinical Pharmacology** 2013;75(3):677-696, Lidder S., Webb A.
3. Beetroot juice and exercise: pharmacodynamic and dose-response relationships. **Journal of Applied Physiology** 2013;115(3):325-336, Wylie L., Kelly J., Bailey S., Blackwell J., et al.
4. Dietary nitrate provides sustained blood pressure lowering in hypertensive patients: a randomized, phase 2, double-blind, placebo controlled study. **Hypertension** 2015;65(2):320-327, Kapil V., Khambata R., Robertson A., et al.
5. Acute effect of a high nitrate diet on brain perfusion in older adults. **Nitric oxide** 2011;24(1):34-42, Presley T., Morgan A., Bechthold E., Clodfelter W., Dove R., et al.
6. The effects of a commercially available botanical supplement on strength, body composition, power output, and hormonal profiles in resistance-trained males. **Journal of the international society of sports nutrition** 2010 Oct 27;7:34, Poole C, Bushey B, Foster C, Campbell B, Willoughby D, Kreider R, Taylor L, Wilborn C
7. Fenugreek: a naturally occurring edible spice as an anticancer agent. **Cancer biology and therapy** 2009 Feb;8(3):272-8, Shabbeer S, Sobolewski M, Anchoori RK, Kachhap S, Hidalgo M, Jimeno A, Davidson N, Carducci MA, Khan SR
8. The effects of peppermint on exercise performance **Journal of the International Society of Sports Nutrition** 2013; 10: 15 Abbas Meamarbashi, Ali Rajabi
9. Efficacy of a tart cherry juice blend in preventing the symptoms of muscle damage. **British journal of sports medicine** 2006 Aug;40(8):679-83, Connolly DA, McHugh MP, Padilla-Zakour OI, Carlson L, Sayers SP

10. Influence of tart cherry juice on indices of recovery following marathon running. **Scandinavian journal of medicine & science in sports** 2010 Dec;20(6):843-52, Howatson G, McHugh MP, Hill JA, Brouner J, Jewell AP, van Someren KA, Shave RE, Howatson SA
11. Effect of blueberry ingestion on natural killer cell counts, oxidative stress, and inflammation prior to and after 2.5 h of running. **Applied physiology, nutrition and metabolism** 2011 Dec;36(6):976-84, McAnulty LS, Nieman DC, Dumke CL, Shooter LA, Henson DA, Utter AC, Milne G, McAnulty SR
12. Watermelon juice: potential functional drink for sore muscle relief in athletes. **Journal of agricultural and food chemistry** 2013 Aug 7;61(31):7522-8, Tarazona-Díaz MP, Alacid F, Carrasco M, Martínez I, Aguayo E
13. The Effects of Music on High-intensity Short-term Exercise in Well Trained Athletes. **Asian Journal of Sports Medicine** 2012 Dec; 3(4): 233–238 Mohamed Jarraya, PhD, Hamdi Chtourou, PhD, Asma Aloui, PhD, Omar Hammouda, PhD, Karim Chamari, PhD, Anis Chaouachi, PhD, and Nizar Souissi, PhD

„Ich hasste jede Minute des Trainings, doch ich sagte zu mir: Gib nicht auf. Leide jetzt und lebe den Rest deines Lebens als Champion.“

Muhammad Ali

Leistungserhalt – während des Sports

Rosinen statt teurer Sportgels

Sonnengetrocknete Rosinen sind nährstoffreich, handlich, schmackhaft und eine kostengünstige Quelle an konzentrierten Kohlenhydraten. Mit vielen handelsüblichen Energiegels können sie bei moderaten bis hoch-intensiven Trainingsbelastungen problemlos mithalten.[1,2]

Rosinen wurden im Vergleich zu Energiegels ausführlich untersucht. Doch der gesunde Menschenverstand legt uns nahe, dass getrocknete Datteln oder Feigen ähnliche Resultate liefern dürften. Gerade im Bereich Datteln gibt es so viele leckere Sorten und Variationen, dass jeder seine Lieblingssorte finden dürfte. Zudem gibt es Dattelsüße (getrocknete und gemahlene Datteln), welche sich einfach mit anderen Lebensmitteln mischen lässt und denselben eine milde und angenehme Süße verleiht. Auch anderes Trockenobst, wie Ananas, Papaya, Mango, liefert schnell verfügbare und gleichzeitig gesunde Energie.

Im Unterschied zu Sportgels und ähnlichen Fertigprodukten, weiß man bei Rosinen, Datteln und Co. ganz genau, was man bekommt und entgeht den negativen Nebenwirkungen zahlreicher Zusatz- und Konservierungsstoffe in Industrieprodukten.

Muskelerschöpfung wirkungsvoll verhindern

Wenn bei starker körperlicher Anstrengung sich mehr Milchsäure in den Muskeln ansammelt, als abtransportiert werden kann, tritt ein brennender Schmerz auf und wir können nicht mehr weiter trainieren. Dieses Phänomen kann durch die Aufnahme von Zitrusfrüchten während des Sports hinausgezögert werden. Bereits 2 Gläser Orangensaft konnten in einer Studie die Muskelermüdung signifikant hinauszögern.[3] Da Saft natürlich keine Ballaststoffe enthält, ist es am klügsten stattdessen ganze Orangen zu essen, um die Blutzuckerwerte normal zu halten.

Nicht nur Orangen auch andere Zitrusfrüchte, ob Zitronen, Limetten oder Mandarinen, dürften auf Grund ihrer vergleichbaren Zusammensetzung ähnlich hilfreich sein. Bereits vor dem Sport eine Box mit geschälten Orangen- oder Mandarinenstücken vorzubereiten, macht es leicht während dem Sport darauf zurückzugreifen. Zitrusfrüchte sind wegen des hohen Antioxidantiengehalts nicht nur länger haltbar, sondern unterstützen schon im Training die Reduktion freier Radikale.

Nitratpower für unterwegs

Verantwortlich für die leistungssteigernden Effekte von Roten Beeten sind die darin enthaltenen natürlichen Nitrate. Neben den Roten Beeten haben folgende Gemüsesorten außerordentlich hohe Nitratwerte: Sellerie, Kresse, Feldsalat, Kopfsalat, Rettich, Rucola, Spinat und Mangold.[4] Doch diese Produkte sind nicht gerade praktisch für einen Marathon oder eine längere Bergtour, da sie leicht verderblich und schwierig zu transportieren sind. Die Lösung sind Fenchelsamen. Sie haben ebenfalls hohe Nitratwerte[4] und einige praktische Vorzüge: Sie wiegen praktisch nichts, sind lange haltbar und zu günstigen Preisen überall zu bekommen. Selbst in einer kleinen Tasche einer Laufhose lassen sich Fenchelsamen ohne Probleme transportieren.

Nebenbei sorgen die Samen für einen frischen Geschmack im Mund. Das Kauen der Fenchelsamen führt zu einer Öffnung der Blutgefäße[5] und so zu besseren Leistungen. Für Bergsteiger, welche sich in Höhen oberhalb von 2.500 m aufhalten, ist Fenchelsamen nicht nur auf Grund des minimalen Gewichts und einer besseren Sauerstoffversorgung im Blut interessant, sondern auch auf Grund ihrer vorbeugenden Wirkung gegen das gefürchtete Höhenlungenödem.[5]

Bananen vs. Sportgetränke

Schon lange greifen Ausdauer- und Hobbysportler gerne auf Bananen als Energiequelle während der körperlichen Anstrengung zurück. Satte 100 Kalorien liefert eine durchschnittliche Banane mit leicht verdaulichem Zucker und natürlichen Elektrolyten. Bananen sind reich an Kalium und weiteren Nährstoffen und sind einfach für Läufer, Fahrradfahrer und Wanderer zu transportieren. Doch das ist den meisten Lesern wahrscheinlich bereits bekannt. Interessanter ist folgende Frage: Was bringt mehr: eine natürliche Banane oder ein synthetischer Sportdrink auf Kohlenhydratbasis?

Schauen wir uns eine Studie dazu an: Durchtrainierte Radfahrer absolvierten ein 75 km Straßenrennen. Eine Hälfte der Teilnehmer erhielt alle 15 min etwa 250 ml von einem Kohlenhydratdrink, die andere Hälfte bei gleichem Timing eine simple Banane. Die Leistung der Teilnehmer war, egal was sie konsumierten, bei allen die Gleiche. Ein Bluttest zeigte die Unterschiede: Die Bananenesser hatten gesündere Werte, da sie neben einer besseren Zuckermischung, wie sie in Obst vorkommt, parallel Ballaststoffe, Kalium und Vitamin B6 und damit auch Antioxidantien abbekommen haben.[6]

Wissenschaftliche Quellen zu Leistungserhalt:

1. Sun-dried raisins are a cost-effective alternative to Sports Jelly Beans in prolonged cycling. **The Journal of Strength & Conditioning Research** 2011 Nov;25(11):3150-6 Rietschier HL, Henagan TM, Earnest CP, Baker BL, Cortez CC, Stewart LK

2. Metabolic and performance effects of raisins versus sports gel as pre-exercise feedings in cyclists. **The Journal of Strength & Conditioning Research** 2007 Nov;21(4):1204-7 Kern M, Heslin CJ, Rezende RS

3. Orange juice improved lipid profile and blood lactate of overweight middle-aged women subjected to aerobic training. **Maturitas** 2010 Dec;67(4):343-7, Aptekmann NP, Cesar TB

4. Food sources of nitrates and nitrites: the physiologic context for potential health benefits. **The American journal of clinical nutrition** 2009 Jul;90(1):1-10, Hord NG, Tang Y, Bryan NS

5. Nitrites derived from Foneiculum vulgare (fennel) seeds promotes vascular functions. **Journal of food science** 2012 Dec;77(12):H273-9, Swaminathan A, Sridhara SR, Sinha S, Nagarajan S, Balaguru UM, Siamwala JH, Rajendran S, Saran U, Chatterjee S

6. Bananas as an Energy Source during Exercise: A Metabolomics Approach. **PLoS ONE**, 2012; 7 (5): e37479, David C. Nieman, Nicholas D. Gillitt, Dru A. Henson, Wei Sha, R. Andrew Shanely, Amy M. Knab, Lynn Cialdella-Kam, Fuxia Jin

Leistungsbeschleunigung (kürzere Regenerationszeit) – nach dem Sport

Einführung

Fakt ist, dass Sport der Gesundheit gut tut. Doch folgende Frage ist berechtigt: Wie kommt es dann, dass nach extremen körperlichen Belastungen (z.B. Marathonläufe, Radrennen wie die Tour de France) so viele freie Radikale erzeugt werden, dass sogar die DNA einiger Zellen beschädigt werden kann? Das scheint zunächst ein Gegensatz zu sein: einerseits soll Sport gesund sein, andererseits wird die Zellstruktur angegriffen. Die Antwort ist allerdings relativ einfach: sportliche Betätigung an sich ist nicht unbedingt der gesunde Teil, sondern viel mehr die Regenerationsphase nach dem Sport. Nach dem Motto: was uns nicht umbringt, macht uns stärker! Sport stärkt damit unsere Abwehrkräfte gegen freie Radikale.

Wissenschaftliche Studien haben den Grad der DNA-Schädigung vor, direkt nach und eine Woche nach dem Sport untersucht. Eine Woche nach der Belastung war der Grad der DNA-Schädigung sogar eindeutig geringer als vor dem Sport. Körperliche Belastungen scheinen wie eine Impfung gegen DNA-Schädigungen zu wirken: Erst wird man ein wenig geschwächt und später ist man dafür umso stärker.

Um die Regenerationsphase so effektiv und effizient wie möglich zu gestalten, können natürliche Lebensmittel helfen, welche im Folgenden vorgestellt werden.

Entzündungen nach dem Training natürlich lindern

Entzündungserscheinungen nach dem Training sind eine natürliche Reaktion unseres Körpers auf eine Belastungssituation. Körperliche Anstrengung ist ein, wenn auch langfristig positiver, Stress für den Körper, denn man zerstört z.T. Muskelgewebe, um noch stärkeres Gewebe wiederaufzubauen. Mit einem erhöhten Entzündungszustand ist nicht zu spaßen, denn chronische Entzündungen können zu schweren Krankheiten führen. Trotzdem will man selbstverständlich so schnell wie möglich wieder trainieren, um neue Top-Leistungen zu erzielen. Mit natürlichen, entzündungshemmenden Nahrungsmitteln können Entzündungen so gelindert werden und die Gesundheit derart gefördert werden, dass die Erholungsphase verkürzt wird und somit schneller wieder trainiert werden kann. Im Folgenden wird eine Auswahl der effektivsten Lebensmittel im Kampf gegen Inflammation vorgestellt, welche nicht nur leicht in jeden Speiseplan zu integrieren sind, sondern auch – je nach individuellem Geschmack – sogar richtig lecker sein können.

Dunkelgrünes Blattgemüse

Dunkelgrünes Blattgemüse enthält konzentrierte Mengen an hochwirksamen Antioxidantien, Vitaminen (u.a. C und

E), Carotinoiden und Flavonoiden. Jeder einzelne Bestandteil der aufgeführten Wirkstoffe hat bereits entzündungshemmende Effekte, alle zusammen sind eine Superwaffe gegen Entzündungen aller Art.

Ob Grünkohl, Spinat, Mangold, Rucola oder grüne Salate jeder wird etwas Grünes finden, was den eigenen Geschmack befriedigt. Leckere Salatsaucen wirken oft wahre Wunder und können den Verzehr von gesundem Grün mit Freude steigern. Mein Favorit als Salatdressing: ca. 30g Mandeln, 2-3 EL Zitronensaft, 2 EL Senf, 1 EL Hefeflocken, 2 EL Tamarisauce (Sojasauce geht auch), 1-3 Knoblauchzehen und etwa 100 ml Wasser im Mixer cremig pürieren; wenn Sie keinen leistungsstarken Mixer haben, nehmen Sie einfach Mandelmus und mischen das statt Mandeln mit den übrigen Zutaten.

Kurkuma

Wie stark das Gewürz Kurkuma wirkt, zeigt folgendes Beispiel: Mit der täglichen Integration von einer Prise Kurkuma in unseren Speiseplan kann die Schädigung der DNA durch freie Radikale bereits nach einer Woche um ganze 50% verringert werden.[1] Freie Radikale entstehen bei intensivem Training regelmäßig. Sie mit Kurkuma zu bekämpfen, ist eine der wirkungsvollsten Methoden. Kurkuma enthält stark wirkende Antioxidantien, wie Gluthatione, Alpha-Liponsäure und das Coenzym Q10, welche Entzündungsprozesse proaktiv verbessern können.

Nun stellt sich die Frage, wie integriert man das gute Gewürz in den Alltag? Kurkuma passt hervorragend zu allen Reisgerichten, den meisten Gemüsesuppen und vielen Gemüsegerichten. Innerhalb einer Stunde nach Einnahme kann man im Blutkreislauf schon das Curcumin nachweisen, allerdings nur in kleinsten Mengen, da die Leber versucht den Farbstoff herauszufiltern. Hier kommt handelsüblicher schwarzer Pfeffer ins Spiel: Etwa 5% des schwarzen Pfeffers bestehen aus Piperin. Dieser Inhaltsstoff verhindert, dass die Leber Curcumin wasserlöslich macht und so kann das Curcumin nicht einfach über den Urin ausgeschieden werden. Im Ergebnis kann der Curcuminspiegel im Blut bei gleichzeitigem Verzehr von schwarzem Pfeffer mit Kurkuma um das 20-fache erhöht werden![2] Also einfach Kurkuma, immer mit Pfeffer kombiniert, auf das Essen (Gemüse, Reis, Suppen) streuen, so lecker kann Gesundheit sein. Genialerweise ist einer der Hauptbestandteile von Curry, neben Kurkuma: schwarzer Pfeffer. Und Currygerichte fallen Ihnen sicher genug ein.

Knoblauch

Der weltweit am weitesten verbreitete Aromastoff ist mit Sicherheit Knoblauch. Die stinkende Rose, wie er auch gerne genannt wird, ist reich an entzündungshemmenden Bestandteilen wie Diallyldisulfide und Thiacremononen.[3] Enthaltene Stoffe wie Phosphor, Zink, Selen, Arginine, Polyphenole, Vitamin B6 und C optimieren den Blutkreislauf und helfen Entzündungen zu vermeiden.

Leckere Rezepte mit Knoblauch findet man im Mittelmeer und asiatischen Raum. Zu fast jedem Gemüse passt ein wenig Knoblauch immer gut. In die Salatsauce frischen Knoblauch geschnitten, wertet jeden Salat aromatisch auf.

Beeren

Beeren spielen in der ersten Liga des gesunden Obstes. Warum? Sie haben die intensivsten und fast leuchtende Farben. Diese intensive Färbung wird durch sog. Anthocyane (Farbstoffe aus der Pflanzenwelt) z.B. bei Blaubeeren ausgelöst. Die schönen, bunten Farben der Beeren enthalten die Antioxidantien und schützen uns vor freien Radikalen.

Leckere Beeren (ob frisch oder gefroren) lassen sich problemlos in den Tagesablauf integrieren, ob zum Frühstück im Müsli, im Mixer als Smoothie zubereitet, als fruchtiges Dessert (z.B. gefrorene Bananen mit gefrorenen Erdbeeren zu Eis pürieren) oder als gesunder Snack zwischendurch. Probieren Sie verschiedene Beeren aus, Sie werden mit Sicherheit Ihre Lieblingssorte schnell finden: Himbeeren, Erdbeeren, Blaubeeren, Goji Beeren, Cranberries, Brombeeren, Aronia Beeren, Acai Beeren etc. Umso intensiver das Rot/Schwarz/Blau der Beeren, umso mehr wertvolle Antioxidantien enthalten sie. Dabei beinhalten Beeren durchschnittlich den 10-fachen Antioxidantiengehalt als alle anderen Obst- und Gemüsesorten.[4]

Für Athleten sind im Speziellen Goji Beeren zu empfehlen. Diese angenehm süßen Beeren stellen eine reichhaltige Quelle für die Antioxidantien der Sorte Zeaxanthin dar. Dieser Stoff fördert die optimale Gesunderhaltung der Augen.[5] Und ohne optimal operierende Augen wird weder im Ballsport, noch im Ausdauersport, eine gute Leistung zu erzielen sein.

Leinsamen

Gesunde und hochwertige Omega 3 Fettsäuren erhält man am besten aus Leinsamen. Wer den Verzehr von Omega 3 erhöht, kann Entzündungen im Körper optimal lindern.[6] Darüber hinaus haben Leinsamen ausschließlich positive Nebenwirkungen, wie Schutz vor Brust- und Prostatakrebs, erfolgreiche Behandlung von Darmverstopfungen und sogar positive Ergebnisse bei der Regulierung der Blutzuckerwerte, um nur einen kleinen Ausschnitt zu nennen.[7]

Entscheidend beim Verzehr von Leinsamen ist, diese geschrotet zu kaufen oder selbst zu schroten (mit einer Getreidemühle, auch eine Kaffeemühle tut's), sonst kommen sie so raus, wie sie reinkamen und können nicht ihre Power an Sie abgeben. Wie integrieren Sie Leinsamen in Ihre Nahrung? Morgens zum Müsli ein Esslöffel geschroteter Leinsamen ist eine einfache Möglichkeit. In Shakes und Smoothies lassen sie sich auch gut mischen und lassen diese etwas nussiger schmecken.

Optimale Lebensmittel direkt nach der Belastung

Die Phase der Nahrungsaufnahme nach dem Training ist entscheidend für die Erholungsdauer und die Effektivität zukünftiger Trainingseinheiten. Nicht nur die Art der Lebensmittel ist dabei relevant, sondern auch das ideale Timing.

Das Zeitfenster der ersten 20 – 30 min direkt nach dem Sport ist die beste Zeit die Glykogenspeicher der Muskeln wieder zu füllen und Flüssigkeit zu tanken und damit Entzündungen schon im Anfangsstadium entgegenzuwirken. Ein Kohlenhydrate- zu Proteinverhältnis von 4 zu 1, eingenommen unmittelbar nach dem Training, stellt eine optimale Lösung zum Auffüllen der Muskel-Glykogenspeicher dar.[8] Nahrung mit hohem Antioxidantiengehalt hilft am Besten Entzündungen in Schach zu halten.

Nun stellt sich die Frage, welche natürliche Nahrung ein 4 zu 1 Verhältnis (Kohlenhydrate zu Proteinen) liefert. Unterwegs greift man hier idealerweise auf Studentenfutter mit einem hohen Trockenfruchtanteil in Vergleich zu den Nüssen zurück. Eine Eigenmischung mit den präferierten Obst- und Nusssorten ist nicht nur günstig, sondern auch eine leckere Alternative zu Fertigprodukten. Wer zu Hause isst, kann auch ein schmackhaftes 4 zu 1 Verhältnis mit einer Scheibe Vollkornbrot bestrichen mit 1 EL Nussmus genießen. Nüsse eignen sich gut, da sie Protein, gesunde Fette und haufenweise Antioxidantien (die Jungs, die freie Radikale bekämpfen) enthalten.

Das zweite Zeitfenster liegt 45 bis 90 min nach der Trainingsbelastung. Nachdem der Glykogenspeicher wieder befüllt wurde, richtet unser Körper jetzt sein Augenmerk auf die Reparatur und den Aufbau von Muskelgewebe. Jetzt sind hochwertige Proteinquellen für eine optimale Erholungsphase gefragt.

Gesunde Proteinquellen stellen u.a. Bohnen und Linsen dar. Hülsenfrüchte gehören zu den gesündesten Lebensmitteln der Welt. Sie sind einerseits eine hervorragende Quelle für hochwertiges Protein, Eisen, Zink, enthalten gleichzeitig kaum gesättigte Fettsäuren, sind natriumarm und cholesterinfrei, und andererseits bieten sie haufenweise gesunde Ballaststoffe und Folsäuren. Neben Hülsenfrüchten ist Quinoa ein hervorragender Eiweißlieferant. Quinoa ist glutenfrei, lässt sich in 15 min zubereiten und enthält 9 g vollständiges Protein pro Tasse.

Entscheidend, um Entzündungen in den Griff zu bekommen, sind natürliche Antioxidantienquellen, wie frisches Obst und Gemüse. In einem grünen Smoothie kann man einfach und lecker Obst und Gemüse in konzentrierter Form zu sich nehmen. Gerade grünes Gemüse enthält neben hochwertigem Protein, jede Menge Mineralstoffe und Vitamine.

Das Immunsystem nach einer Überanstrengung stärken

Marathonläufer sind nach einem anstrengenden Marathon- oder Ultramarathonlauf einem 2 bis 6-fach höheren Risiko ausgesetzt an Symptomen eines Infekts der oberen Atemwege zu erkranken.[9] Auch Profifußballspieler leiden bei länger andauernden Wettkämpfen (z.B. bei Weltmeisterschaften) unter einer erheblich geringeren Produktion an Immunglobulin A (eine wichtige Abwehrbarriere gegen Krankheitserreger) und sind so ebenfalls einem erhöhten Infektionsrisiko ausgesetzt.[10] Ähnlich ergeht es Tennisspielern z.B. bei WTA/ATP-Turnieren.

Die grüne Alge Chlorella kann die Funktion des Immunsystems, hier die Ausscheidung von Immunglobulin A im Speichel, bei oben genannten Überanstrengungen aufrecht erhalten. Effektiv scheint die Wirkung zu sein, wenn 4 Wochen vor der körperlichen Anstrengung mit der täglichen Einnahme von Chlorella begonnen wird.[11]

Chlorella kann in grüne Smoothies integriert werden oder, da der Geschmack nicht jedermanns Sache ist, in Tablettenform mit den Mahlzeiten eingenommen werden. Wie fast bei jeder Nahrungsergänzung ist es auch hier günstiger das Chlorellapulver selbst in Leerkapseln abzufüllen statt überteuerte Nahrungsergänzungsmittel zu kaufen.

Bestimmte Ballaststoffe, welche in Nährhefe und Bierhefe enthalten sind, schützen Athleten vor einem geschwächten Immunsystem nach Überanstrengungen. Die Hefe steigert die Produktion von Immunzellen. Ein ¾ Teelöffel Nährhefe nach dem Sport reicht da schon aus.[12] Marathonläufer erzielten in einer Studie mit umgerechnet etwa einem Esslöffel Nährhefe täglich erstaunliche gesundheitliche Vorteile: Das Risiko einer Erkrankung nach dem Marathon sank um ganze 50%, sie fühlten sich weniger erschöpft, weniger verkrampft und hatten sogar einen gesteigerten Elan.[13] Das ist wichtig für zukünftige Erfolge, denn häufig leiden Läufer nach einem Marathon unter Antriebslosigkeit.

Nährhefe kann man leicht in die tägliche Nahrungsaufnahme integrieren, z.B. als würzende Zutat bei Gemüse, Saucen, Nudeln oder Reis. Sie hat einen Käse ähnlichen Geschmack und wird daher gerne von Veganern als Parmesanersatz verwendet.

Wissenschaftliche Quellen zu Leistungsbeschleunigung:

1. Bioavailability of herbs and spices in humans as determined by ex vivo inflammatory suppression and DNA strand breaks. **The Journal of the American College of Nutrition** 2012;31(4):288-294, Percival S., Vanden Heuvel J., Nieves C. Montero C., Migliaccio A., Meadors J.
2. Influence of piperine on the pharmacokinetics of curcumin in animals and human volunteers. **Planta Medica** 1998;64(4):353-356, Shoba G., Joy D., Joseph T., Majeed M., Rajendran R., Srinivas P.
3. Anti-inflammatory and arthritic effects of thiacremonone, a novel sulfur compound isolated from garlic via inhibition of NF-kappaB. **Arthritis Research and Therapy** 2009 11(5):R145, Ban JO, et al.
4. The total antioxidant content of more than 3100 foods, beverages, spices, herbs and supplements used worldwide. **Nutrition Journal** 2010;9:3, Carlsen M., Halvorsen B., Holte K., et al.
5. A double-blind, placebo-controlled study on the effects of lutein and zeaxanthin on photostress recovery, glare disability, and chromatic contrast. **Investigative Ophthalmology and Visual Science** 2014 55(12):8583-9, Hammond BR, Fletcher LM, Roos F, Wittwer J, Schalch W
6. The Effects of Diet on Inflammation. **Journal of the American College of Cardiology** 2006 48 (4), Giugliano D, Ceriello A, and Esposito K
7. Flax and flaxseed oil: an ancient medicine & modern functional food. **Journal of Food Science and Technology** 2014;51(9):1633-1653, Goyal A., Sharma V., Upadhyay N., Gill S., Sihag M.
8. International Society of Sports Nutrition position stand: Nutrient Timing. **Journal of the International Society of Sports Nutrition** 2008 5:17, Kerksick et al.
9. Position statement. Part one: Immune function and exercise. **Exercise immunology review** 2011;17:6-63 Walsh NP, Gleeson M, Shephard RJ, Gleeson M, Woods JA, Bishop NC, Fleshner M, Green C, Pedersen BK, Hoffman-Goetz L, Rogers CJ, Northoff H, Abbasi A, Simon P.
10. Salivary IgA as a risk factor for upper respiratory infections in elite professional athletes. **Medicine and science in sports and exercise** 2008 Jul;40(7):1228-36 Neville V, Gleeson M, Folland JP

11. Chlorella intake attenuates reduced salivary SIgA secretion in kendo training camp participants. **Nutrition Journal** 2012 11:103 Otsuki T, Shimizu K, Iemitsu M, Kono I
12. Baker's yeast β-glucan supplementation increases monocytes and cytokines post-exercise: implications for infection risk? **The British journal of nutrition** 2013 Feb 14;109(3):478-86 Carpenter KC, Breslin WL, Davidson T, Adams A, McFarlin BK
13. Effect of BETA 1, 3/1, 6 GLUCAN on Upper Respiratory Tract Infection Symptoms and Mood State in Marathon Athletes. **Journal of sports science & medicine** 2009 Dec 1;8(4):509-15 Talbott S, Talbott J

„Champions spielen solange
bis sie es hinbekommen.“

Billie Jean King

Leistungsmotivation

Motivation über den Magen

Immer mehr Studien zeigen einen eindeutigen Zusammenhang zwischen dem Verzehr von Obst und Gemüse und einem glücklicheren, erfolgreicheren Leben und zwar unabhängig von anderen Faktoren, wie Einkommen, Krankheiten oder Bildungsstand. Aber wie genau soll das funktionieren?

Die meisten Obst- und Gemüsesorten enthalten reichlich Vitamin C, welches eine wesentliche Rolle in der Produktion von Dopamin spielt und dieses wird auch der „Lebensfreude" Neurotransmitter genannt. Darüber hinaus reduziert der hohe Gehalt an Antioxidantien Entzündungen aller Art, was das allgemeine Wohlbefinden selbstverständlich steigert.[1] Die Wirkung von frischem Obst und Gemüse ist so stark, dass sich Versuchsteilnehmer am gleichen Tag bereits energiegeladen fühlten und gar am Folgetag die Stimmungslage messbar besser war als zuvor.[2]

Gerade als Leistungssportler steht man fortlaufend unter einem gewissen Leistungsdruck und das kann auf Dauer zu Ermüdungserscheinungen auf Grund von depressiven Reaktionen führen. Hier kann, ohne auf Medikamente mit unangenehmen Nebenwirkungen zurückzugreifen, mit dem täglichen Essen in Form von Obst und Gemüse aktiv eingegriffen bzw. auch vorgesorgt werden.

Mit einer pflanzlich basierten Ernährung ist es also möglich das allgemeine Wohlbefinden und damit auch die Motivation zu steigern. Pflanzen enthalten Stoffe, welche in der Lage sind die Serotoninmenge im Gehirn zu steigern.

Als leistungsorientierter Sportler will man jetzt wissen, welche Obst- und Gemüsesorten liefern am meisten? Die mengenreichsten Sorten sind u.a. Ananas, Bananen, Kiwis, Pflaumen und Tomaten. Doch interessanterweise ist die Menge hier nicht so entscheidend, wie die Wirkstoffkombination (u.a. mit Proteinen zusammen). Einfache Samen scheinen noch optimaler zu wirken. Dazu zählen Sesamsamen, Sonnenblumenkerne und Kürbiskerne.

Um die positive Wirkung von Obst, Gemüse und Samen voll auszuschöpfen, sollte auf Lebensmittel mit Arachidonsäure verzichtet werden, denn diese Säure wirkt eher negativ auf die Stimmungslage. Zu finden ist diese Säure in tierischen Produkten, wie Huhn, Eier, Rind, Fisch, Schwein und daraus gewonnenen Produkten.[3]

Motivation über die Ohren

Die richtige Musik wirkt nicht nur motivierend, sondern tatsächlich leistungssteigernd. Forscher empfehlen 6 Kriterien bei der Auswahl der optimalen Musik zu folgen:

1) starker, vorwärts treibender Rhythmus
2) positive Liedtexte mit zum jeweiligen Training passenden Assoziationen
3) der Rhythmus sollte zum präferierten Tempo der ausgeführten Übungen passen
4) aufbauende Melodien sind zu bevorzugen
5) Songs, die zum Thema Sport, Training, Erfolg, Sieg passen
6) der eigene Musikgeschmack muss berücksichtigt werden, sonst ist die Motivation dahin

Bei Ausdauersportarten ist es von Vorteil einen Song mit gleichbleibendem Tempo zu wählen. Andernfalls kommt man aus seinem eigenen optimalen Tempo leicht raus.

Die wissenschaftlich untersuchten Resultate des Einsatzes von Musik als Motivator sind nicht zu unterschätzen: Musik reduziert die subjektive Wahrnehmung von körperlicher Anstrengung (niedrig bis moderat) um etwa 10%.[4] Passende Musik weckt positive Emotionen und hilft so mehr Freude am täglichen Training zu haben.

Musik lenkt effektiv von aufkommenden Gefühlen wie Müdigkeit, Erschöpfung oder gar Schmerzen ab, welche während körperlicher Anstrengungen aufkommen können. Das trifft v.a. bei Ausdauersportarten wie Laufen, Radfahren oder Schwimmen zu. Die Wirkung tritt dabei sowohl bei Anfängern als auch bei Profisportlern gleichermaßen ein. Einige Athleten setzen gezielt auf Musik, um vor einem Wettkampf ihren Fokus bzw. ihre Konzentration voll und ganz auf den Sport zu fokussieren und ablenkende Gedanken auszuschalten.

Mehrere Studien sehen einen Zusammenhang zwischen Musik und der Selbstmotivation, ausgelöst durch positive Emotionen. Anstrengendes Training fällt einem so wesentlich leichter.[4] Das Durchhaltevermögen, langfristig ein Trainingsprogramm durchzuführen, steigt mit Musik eindeutig an. Doch nicht nur Profisportler können davon profitieren. Gerade auch bei Rehabilations-, Physiotherapieprogrammen oder bei der Bewältigung chronischer Schmerzen kann Musik dazu beitragen teils anstrengende Übungen subjektiv einfacher zu empfinden und langfristig Erfolg zu haben.

Wissenschaftliche Quellen zu Leistungsmotivation:

1. On carrots and curiosity: eating fruit and vegetables is associated with greater flourishing in daily life. **British journal of health psychology** 2015 May;20(2):413-27, Conner TS, Brookie KL, Richardson AC, Polak MA
2. Many apples a day keep the blues away--daily experiences of negative and positive affect and food consumption in young adults. **British journal of health psychology** 2013 Nov;18(4):782-98, White BA, Horwath CC, Conner TS
3. Vegetarian diets are associated with healthy mood states: a cross-sectional study in seventh day adventist adults. **Nutrition Journal** 2010 Jun 1;9:26, Beezhold BL, Johnston CS, Daigle DR.
4. Music in the exercise domain: a review and synthesis (Part I) **International Review of Sport and Exercise Psychology** 2012 Mar; 5(1): 44–66, Costas I. Karageorghis and David-Lee Priest

Sport-Superfoods mit Potential

Einführung in Superfoods

Warum nur mit Potential? Ganz einfach: Aussagekräftige, unabhängige Studien, gar klinische Studien - wie bei den Nahrungsmitteln in den vorangehenden Kapiteln -, sind noch nicht vorhanden. Doch es ist eben Potential vorhanden, da immer mehr erfolgreiche Sportler diesen Nahrungsmitteln subjektiv eine Leistungssteigerung zuschreiben. Einige dieser Superfoods sind exorbitant teuer und jeder muss selbst entscheiden, ob er für eine eventuell vorhandene leistungsverbessernde Eigenschaft soviel investiert oder doch lieber auf breit untersuchte und zuverlässige Lebensmittel setzt. Auf breiter Basis in teils tausenden Studien untersuchte Lebensmittel mit gesundheitlichen Vorteilen und heilenden Wirkungen finden Sie im Buch „This Food Loves You!" Lassen Sie uns dennoch einige vielversprechende Superfoods im Sportbereich diskutieren. Am besten ist es hier einzelne Nährstoffe selbst zu testen und nach eigener persönlicher Erfahrung im Training einzusetzen oder eben besser wegzulassen.

Maca-Wurzel

Vor allem Ausdauersportler (u.a. Marathonläufer) schwören auf diese Heilpflanze. Seit gut 2.000 Jahren wird Maca in den peruanischen Anden (zwischen 2.800 bis

3.500 m Höhe) in Südamerika angebaut. Sowohl die körperliche Leistungsfähigkeit als auch die psychische Belastbarkeit soll mit Maca gesteigert werden können. Laut verschiedener Erfahrungsberichte von Maca-Konsumenten wurde zudem von einem gestärkten Immunsystem, einer gesteigerten sexuellen Lust und weniger chronischer Müdigkeit und Depressionen berichtet. Maca wird gar als natürliches Potenzmittel vermarktet.

Meist ist Maca in unseren Breiten nur als Maca-Pulver erhältlich. Einige Sportler mixen es mittlerweile in ihre Smoothies (ca. 1 EL Pulver) mit rein.

Fakt ist: Die Maca-Wurzel ist reich an essentiellen Aminosäuren, Vitaminen und Mineralien. Einzelstudien, v.a. aus dem südamerikanischen Raum stammend, bestätigen nach und nach die angesprochene Wirksamkeit.

Chia-Samen

Die Samen, aus Mittelamerika kommend, erleben derzeit einen richtigen Hype unter den sog. Superfoods. Bei den Azteken war Chia-Samen ein Grundnahrungsmittel und heute wird Chia gerne als „ultimative Läufernahrung" bezeichnet. Das Ganze wird gepushed mit einem erheblichen Marketingaufwand der Inverkehrbringer.

Chia-Fans und Einzelstudien schreiben den Samen u.a. eine längere Ausdauer beim Sport, eine bessere Sauerstoffaufnahme und sogar eine Förderung der

Herzgesundheit zu. Am weitesten verbreitet sind Erfahrungen mit Chia-Samen, wo über einen langen Zeitraum konstant Energie zur Verfügung gestellt wurde. Daher besteht eine relativ große Bekanntheit in Läufer-Kreisen.

Mit eingeweichten Chia-Samen (z.B. in Mandelmilch) lässt sich eine Pudding ähnliche Substanz herstellen. Kombiniert mit frischem Obst oder z.B. mit Vanille (oder Zimt) entsteht ein leckerer, pflanzenbasierter Pudding. In Smoothies lässt sich gut mit Chia-Samen eine etwas festere Konsistenz erzeugen.

Fakt ist: Chia-Samen enthalten Omega-3 Fettsäuren, Ballaststoffe, Antioxidantien und Phytonährstoffe. Gemessen am Nährstoffgehalt und Wirkungsspektrum sind sie derzeit mit Leinsamen vergleichbar.

Spirulina

Getrocknete Spirulina, auch als Blaualge bezeichnet, soll im Verhältnis zum Gewicht den höchsten Anteil an vollständigem Protein aller Lebensmittel enthalten. Einfacher und vielleicht auch sicherer ist es natürlich, ein breites Spektrum an grünen Pflanzen (Grünkohl, Spinat, Brokkoli, usw.) regelmäßig zu essen, um so alle essentiellen Aminosäuren zu erhalten.

Einzelstudien zeigen einen potentiellen Zusammenhang zwischen Spirulinaverzehr und verbesserter Ausdauer und einer beschleunigten Erholungsphase. Als Beigabe in einem Smoothie kann man die Alge verzehren.

Fakt ist: Spirulina (in getrockneter Form) enthält alle essentiellen Aminosäuren, Beta-Carotin, B-Vitamin, Vitamin A und reichlich Calcium, Eisen und Magnesium. Um keine Kontamination mit giftigen Algen zu erhalten, ist es entscheidend auf Produkte zurückzugreifen, welche in separaten Becken kultiviert wurden und nicht in offenen Seen. Als wissenschaftlich fundierte Alternative im Algenbereich ist Chlorella zu empfehlen (siehe Kapitel: Das Immunsystem nach einer Überanstrengung stärken).

Hanfsamen

Ja, Hanf ist eine Variante der Cannabispflanze und nein, Hanfsamen machen einen nicht „high" und enthält auch keinerlei gesundheitsgefährdende Stoffe. Ganz im Gegenteil Hanfsamen sind außerordentlich nährstoffreich. Sie enthalten Omega-3 Fettsäuren, Omega-6 Fettsäuren, Antioxidantien, Vitamine (A, B, C, D und E) und Mineralstoffe (u.a. Magnesium, Calcium, Kalium, Eisen).

Für Leistungssportler sind Hanfsamen aus vielerlei Hinsicht interessant. Der hohe Magnesiumgehalt unterstützt eine effektive Energieerzeugung und sorgt für gesunde Knochen. Das reichlich enthaltene Vitamin E hilft Ausdauersportlern belastungsbedingten oxidativen Stress vorzubeugen. Mehr hochwertige Proteine als in den meisten anderen Samen machen die Hanfsamen zu einer optimalen Athletennahrung.

Da der Geschmack nussartig ist, lässt sich geschälter Hanfsamen ideal im Müsli, über jeden Salat oder -was immer geht- in einen Smoothie gemixt, genießen.

Fakt ist: Hanfsamen ist extrem nährstoffreich (Mineralstoffe, Vitamine, Antioxidantien, Omega-3, Omega-6, Ballaststoffe) und negative Auswirkungen sind nicht bekannt, denn in einigen Regionen der Welt (z.B. China) wird der Samen seit jeher konsumiert. Hanfsamen haben auf Grund ihrer positiven Eigenschaften als Nährstoff und ökologischen Anbaus (sehr robust: kein Dünger, keine Pestizide notwendig) eine vielversprechende Zukunft.

Kürbiskerne

Okay, Kürbiskerne sind ein alter Hut, doch sie sind der ideale, natürliche Snack. Sie sind handlich, leicht zu transportieren und schmecken auch solo. Kürbiskerne stellen eine gesunde und leckere Magnesiumquelle dar. Das Mineral Magnesium spielt eine Schlüsselrolle bei vielen biologischen Prozessen, welche für Sportler relevant sind. Dazu gehören u.a. Muskel- und Nervenfunktionen und die Regulierung des Blutdrucks.

Da Kürbiskerne so handlich und in gerösteter Form lecker und verzehrfertig sind, besteht höchstens die Gefahr zu viele Kalorien aufzunehmen, denn: allein eine handvoll Kerne liefern etwa 130 Kalorien und zusätzlich 5 g Fett.

„Niemand,
der je sein bestes gegeben hat,
hat das bedauert.“

George Halas

Die Buchempfehlung für ein langes und vitales Leben:

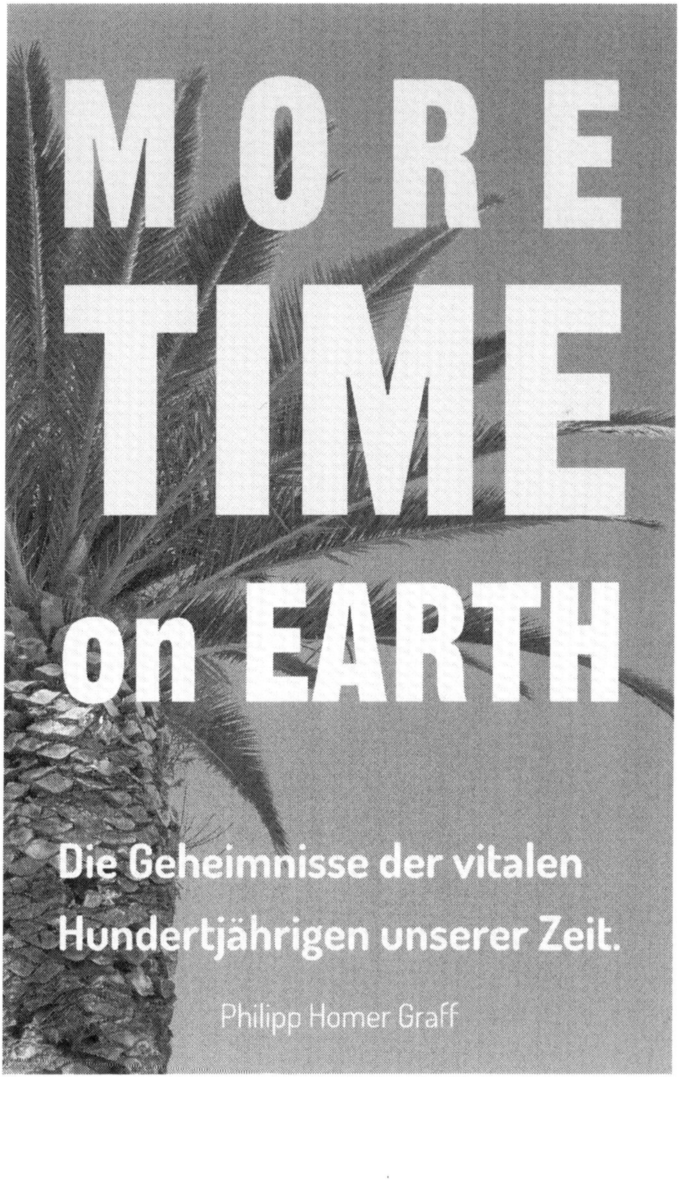

Wie Sie Ihren Körper effektiv mit Lebensmitteln schützen:

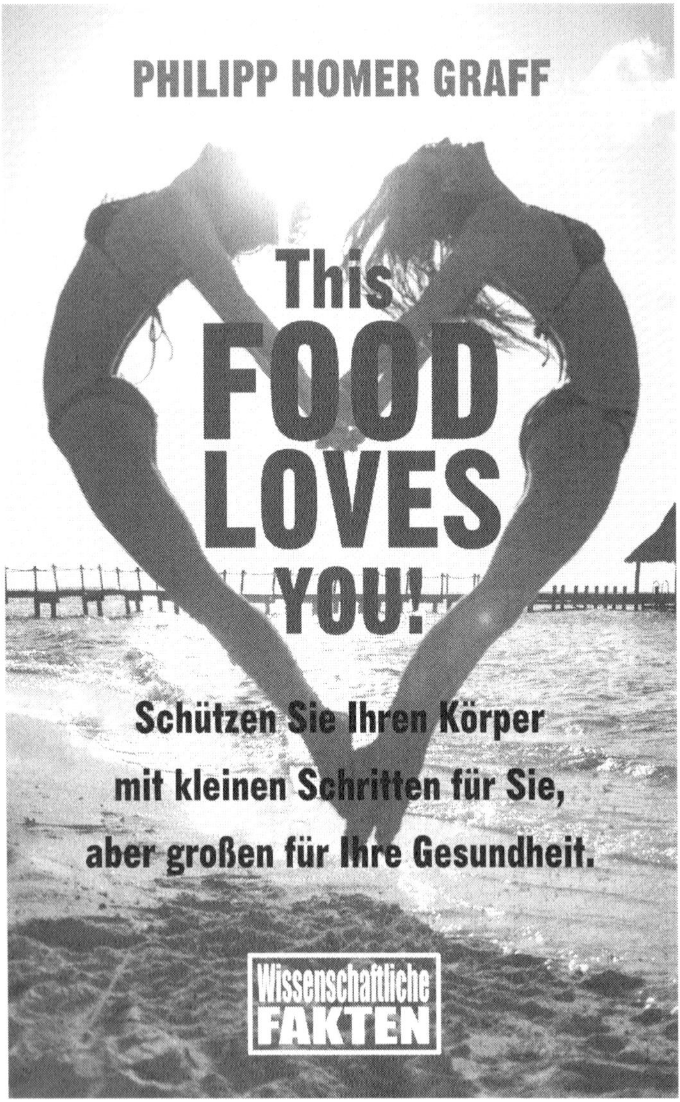

17566161R00039

Printed in Poland
by Amazon Fulfillment
Poland Sp. z o.o., Wrocław